DISSERTATION

Sur l'application du Vésicatoire sur la tête
dans quelques cas de paralysie, d'après
son effet dans les commotions du cerveau;

Par L. G. S. FOURNIER, Docteur en Médecine, de Gisors (Eure).

*In investigandâ alicujus morbi naturâ, causâ aut curatione,
per analogiam ratiocinari ac procedere possumus ab aliquo morbo
manifesto et apparente, cum quo occultus similitudinem aliquam
haberet.*

De Morborum et Naturæ Analogismo. BAGLIVI.

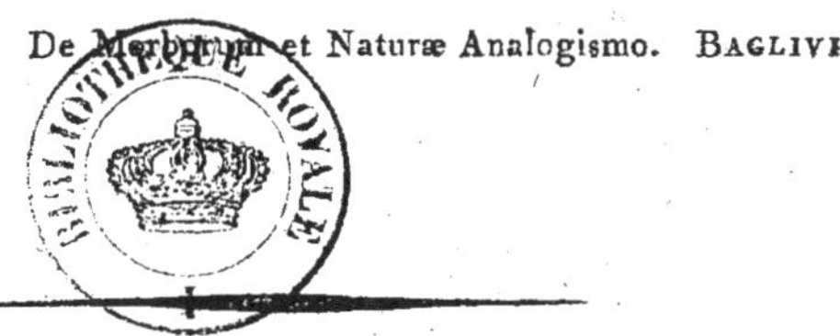

A PARIS,

DE L'IMPRIMERIE DE DIDOT JEUNE,

Imprimeur de l'École de Médecine, rue des Maçons-Sorbonne, n.º 406.

AN XII. (1804.)

A MON PÈRE,

comme un gage de mon attachement
et de mon respect filial.

A LA MÉMOIRE

DU CÉLÈBRE DESAULT;

comme un témoignage de reconnoissance
de son élève.

DISSERTATION

Sur l'application du Vésicatoire sur la tête
dans quelques cas de paralysie.

CONSIDÉRATIONS GÉNÉRALES.

Dans les maladies de la tête, les anciens appliquaient fréquemment sur cette partie des médicaments dont nous ne faisons plus usage, et y pratiquaient des opérations que nous avons négligées. Leur succès, en pareil cas, a tellement justifié leur pratique, qu'on a lieu de s'étonner de notre oubli à cet égard, quand, sans employer des moyens aussi rigoureux que les leurs, nous pourrions peut-être jouir des mêmes avantages.

Hippocrate, comme l'on sait, ne négligeait pas l'application des médicaments sur la tête. On lit au livre II que, dans les maladies internes de cette partie, dans quelques cas, il faisoit usage de l'application de l'eau chaude dans des vessies; que, dans d'autres, il n'hésitait pas à appliquer le feu derrière les oreilles, à la nuque, à l'occiput, et aux deux angles du nez. *Celse*, *Arétée* de Cappadoce, *Calius Aurelianus*, *Fabrice* d'Aquapendente, et nombre d'auteurs aussi célèbres, ont conseillé dans bien des cas l'application du feu sur la tête. On lit dans les Œuvres posthumes de *Pouteau* (1), le succès qu'on a

---

(1) Œuvres posthumes de *Pouteau*, tome II; Mémoires sur les avantages et les inconvénients du Feu, appliqué sur le sommet de la tête.

obtenu de ce moyen dans un cas de paralysie, où, d'après le conseil du docteur *Pringle*, il fut appliqué sur la suture sagittale, et porté jusqu'à l'os (1). Dès le lendemain, le malade levait le bras à la hauteur de la tête; la parole était plus libre; la sensibilité avait augmenté, et la maladie fut presque entièrement guérie par suite de ce traitement. N'est-ce pas avec raison que *Lieutaud* nous dit, en parlant du cautère actuel : *Nescio quo fato apud nos quasi eviluisse* ; et plus bas, en parlant du Moxa : *Hoc præsidio in orientalibus plagis domantur dolores contumatiores arthritici, rhumatici alteriusve naturæ, evincuntur apoplexia, epilepsia aliæque affectus qui forti revulsioni cedere queunt* (2). Enfin, ne peut-on pas entendre encore dans ce sens l'aphorisme VI, section VIII, d'*Hippocrate*, lorsqu'il dit : *Quæcumquæ medicamenta non sanant, ea ferrum sanat : quæ ferrum non sanat, ea ignis sanat ; quæ verò ignis non sanat, ea incurabilia existimare oportet.*

Dans la maladie qui fait le sujet de cette dissertation, sans faire usage d'un moyen aussi rigoureux, et dont l'appareil porte tant de terreur sur l'esprit des malades, ne pouvons-nous pas espérer du vésicatoire appliqué sur toute la tête, des succès aussi heureux? Dans les affections comateuses, *Arétée* de Cappadoce appliquait sur la tête les rubéfians. La formule de ceux-ci consistait en un mélange de parties égales de concombre sauvage et de moutarde pilées et réduites en cataplasme par l'action du vinaigre; ceux cependant qu'il employait sur la tête étaient un peu moins actifs (3). *Lieutaud*, dont nous parlions il y a un instant, a proposé, dans l'apoplexie, le vésicatoire sur la tête comme moyen curatif (4). *Cullen*, dans ses Éléments de

____

(1) Observations et Recherches de Médecine, par une Société de Médecins de Londres, tome I, page 366.

(2) *Synopsis praxeos universæ Medicæ*, tome II, page 378. In-4.°

(3) Voyez Histoire de la chirurgie, par M. *Peyrilhe*, tome II, page 186. In-4.°

(4) *Opus. id.*, tome I, fol. 149.

```
( 7 )
```

Médecine-pratique, veut, dans l'apoplexie, qu'on emploie sur le champ le vésicatoire, et il pense qu'il est plus efficace de l'appliquer sur la tête ou dans sa proximité, que sur les extrémités inférieures (1). *Baglivi* avoit déjà dit, dans son excellente dissertation *De usu Vesicantium* : « Ità gravissimis soporibus, apoplexiâ aliisque « hujusmodi morbis correpti momento fere excitati fuerunt, appli- « cato magno vesicatorio suprà totam capitis peripheriam, abrasis « priùs capillis, ut plures testantur historiæ. » Auroit-on besoin d'un autre témoignage que celui de ce médecin judicieux? mais que de raisons pour nous déterminer, si nous considérons les effets qu'on obtient de ce moyen contre nombre d'accidents, en l'appliquant sur le siége même de la maladie. Dans les affections rhumatismales chroniques, dans les douleurs pleurétiques, dans les pleurésies mêmes, dans les maux de gorge, etc., de quelle ressource n'est pas le vésicatoire appliqué sur le siége même de la maladie ?

Personne n'ignore les avantages qu'en a obtenus un praticien célèbre, dont la mémoire sera toujours chère, et dont le nom ne peut être prononcé sans émotion par ses élèves. *Desault* (2) ayant remarqué le peu de succès qu'obtenoit le trépan dans l'Hôtel-Dieu de Paris, soit que le contact d'un air aussi chargé de miasmes que peut l'être celui d'un grand hôpital, soit que toute autre raison peu facile à établir en déterminât le non-succès, rejeta cette opération dans l'hôpital; et les avantages qu'il retira du vésicatoire appliqué sur le cuir chevelu, tant dans les commotions du cerveau que dans les épanchemens intérieurs du crâne (3), justifièrent sa pratique. Pourquoi donc n'obtiendroit-on pas les mêmes résultats dans nombre de paralysies et d'affections comateuses dont le siége est presque toujours dans le cerveau? Ouvrons l'excellent ouvrage dont le professeur *Pinel* vient d'enrichir l'art de guérir, et nous trouverons

---

(1) CULLEN, Médecine pratique, tome II, page 217, et la note (a) 218.
(2) Journal de Chirurgie de *Desault*, tome IV, page 324.
(3) Traité des Membranes, par *Bichat*; nouvelle édition, page 196.

quelques raisons en faveur de cette opinion. « Les symptômes, dit-
« il, si connus et si variés des plaies de tête, sont encore très-propres
« à éclairer sur toutes les circonstances les plus propres à produire
« l'apoplexie, et ce n'est point la seule preuve de l'union de la mé-
« decine interne et externe (1). »

Rapports entre la paralysie et les commotions du cerveau.

En faisant quelques rapprochements entre la paralysie et la commotion du cerveau, il me semble, sous certains rapports, que l'état
du malade diffère peu dans ces deux circonstances. Dans quelques
cas de paralysie, d'apoplexie, le cerveau est dans un état de faiblesse et d'affaissement que démontre même l'autopsie cadavérique (2). Dans une chute sur la tête ou dans un coup porté sur
cette partie avec commotion, le cerveau n'est-il pas disposé à éprou-
ver un certain degré d'affaiblissement par suite même de l'ébranlement qu'il a reçu (3)?

Quant aux symptômes externes dans la paralysie, diminution
considérable du mouvement et du sentiment, privation de l'influence
nerveuse propre à la partie, propension plus ou moins décidée au
sommeil, quelquefois même aux affections soporeuses, désordre
dans les facultés intellectuelles, dans les fonctions animales. Peut-on
tracer les effets de la commotion du cerveau, sans rapporter en
grande partie les mêmes symptômes?

L'inspection cadavérique dans l'un et l'autre cas, justifie encore (4)
ces rapprochements; engorgement des vaisseaux sanguins, injection

(1) Nosographie philosophique, deuxième édition, tome III, page 229.
(2) LIEUTAUD, *loco citato*, page 147.
(3) Journal général de Médecine. Cahier de vendémiaire, an XII, p. 65.
(4) MORGAGNI, *de Sedibus et Causis Morborum*, Epist. V, art. 2; Epist.
X, art. 11; Epist. II, art. 9—11—13—15—22; Epist. LI, art. 38—42—44
—45—53.

plus ou moins forte des méninges, suppuration interne, soit des membranes, soit du cerveau même (1); épanchement de sérosité limpide, sanguinolente entre les méninges; dans les ventricules, plus abondante à la base du crâne; et pénétrant jusque dans le canal de l'épine (2).

L'apoplexie ne peut-elle pas être comparée dans ses effets à une véritable commotion du cerveau dont toute l'action est intérieure, et l'injection extrême et rapide des vaisseaux sanguins n'a-t-elle pas sur la masse encéphalique (avec quelques modifications relatives), le même effet qu'aurait un coup porté extérieurement sur la boîte osseuse? Enfin n'aura t-elle pas de même, par suite de l'ébranlement qu'elle aura causé et plutôt encore par la distension des vaisseaux à laquelle elle a donné lieu, réduit le cerveau à cet état de faiblesse et d'affaissement dans lequel le mettent les commotions externes, dont l'effet, comme l'a très bien observé Bichat dans ses réflexions sur la commotion et l'inflammation du cerveau à la suite des coups reçus à la tête (3), est d'émousser la sensibilité générale?

Tant de rapprochements, tant d'analogie de symptômes dans ces deux maladies, m'ont donc porté à soupçonner que quelques parties de traitement pouvaient leur être communes; et sous ce rapport, les deux observations qui suivent prouvent que mes réflexions n'étaient pas entièrement erronées.

---

(1) LIEUTAUD, *loco citato.*

(2) Ne doit-on pas remarquer que ces épanchements suivent parfaitement les distributions que *Bichat* a si bien tracé de la membrane arachnoïde. Cette membrane jouerait-elle un rôle principal dans ces lésions? Et dans son immortel ouvrage *Bichat* nous auroit-il aidé à soulever le voile obscur des maladies du cerveau? Enfin, si cette membrane, ainsi que le prouvent ses expériences, jouit d'une propriété d'absorbtion si grande, la perte qu'elle éprouverait de cette fonction, ne doit-elle pas entrer en grande considération dans l'établissement des causes de la paralysie?

(3) Journal de Chirurgie de *Desault*, tome IV, page 307.

2

OBSERVATION PREMIÈRE (1).

Foucault, âgé de quarante-cinq à cinquante ans, du village de Parnes, département de l'Oise, fait, en l'an 5, une chûte du haut d'une grange, tombe sur la tête et reste sans connaissance ; un chirurgien appelé, saigne copieusement. L'assoupissement et l'affaissement général continuant, il met les vésicatoires aux jambes. Déja depuis vingt-quatre heures ils étaient appliqués et n'avaient apporté aucun soulagement : alors on m'appelle ; l'examen de la tête ne m'annonce aucune lésion externe. Je fais supprimer aussitôt le vésicatoire des jambes, et en fais couvrir toute la tête. Huit heures après cette application, la peau commençant à rougir et à se tuméfier, la connaissance revint au malade, et dans peu il fut rétabli. Les facultés intellectuelles et la mémoire avaient singulièrement souffert, le malade ne se ressouvenait plus d'aucun événement antérieur à son accident. Sans autre moyen que le vésicatoire sur la tête, toutes ses facultés se sont successivement rétablies.

Je passe maintenant au fait de paralysie, dans lequel le vésicatoire sur la tête a eu un succès aussi complet.

OBSERVATION SECONDE.

Le 9 brumaire l'an 11, M. *M*... étant à table avec quelques amis, se plaignit tout-à-coup d'un sentiment de cuisson dans les yeux, bientôt d'un engourdissement dans le bras et la jambe gauche. On s'aperçut que la langue s'embarrassait ; on m'appela. Il ne fut pas difficile de reconnaître une attaque d'hémiplégie.

---

(1) Cette observation a un rapport parfait avec celle consignée dans le Journal de *Desault*, tome IV, page 324.

Quelles en étaient les causes? On pouvait soupçonner une indigestion. M. *M*... était à table ; cependant il avait peu mangé : j'employai sur-le-champ l'émétique, il procura des secousses assez fortes et un vomissement abondant, répété à plusieurs distances. C'etait dans ce moment qu'il était facile de reconnaître ce rapport inconnu, mais réel, qui existe entre le cerveau et les premières voies. Un demi - quart d'heure avant que le vomissement devait survenir, notre malade pouvait à peine parler, il tombait dans l'assoupissement et les idées se troublaient totalement. Le vomissement avait - il eu lieu, la tête était libre, les idées revenaient aussitôt, il marchait et se croyait pour ainsi dire guéri. Mais bientôt il retomba dans son premier état, rien ne put le ramener, et le mouvement s'éteignit totalement dans tout le côté gauche. L'application de deux vésicatoires, l'un à la jambe, l'autre au bras, les frictions sèches, celles faites aussi avec la teinture de cantharides, les purgatifs, etc., rien n'agissait ; et j'avais la douleur, malgré le traitement le plus méthodique, de voir les accidents toujours augmenter. Enfin la tête s'embarrassa, et les idées se troublèrent totalement. Ne voyant le surlendemain aucun résultat satisfaisant de ce traitement, je couvris sur-le-champ toute la tête d'un large vésicatoire. Dès le soir il y avait déja du mieux, les idées devinrent plus nettes, on s'aperçut d'un léger mouvement dans les doigts de la main et du pied. Bientôt j'eus la satisfaction de voir mon malade journellement se rétablir. Enfin, le temps et l'exercice ont dissipé la roideur qui restait dans les membres, et M. *M*... a pu encore, cet automne, se livrer aux plaisirs de la chasse.

Sûrement on ne récusera pas, dans ces deux observations, l'effet du vésicatoire appliqué sur le cuir chevelu, puisqu'on n'a obtenu de changement dans l'état du malade, que du moment où il a commencé son action sur cette partie.

Je ne disconviens pas qu'il est des cas de paralysie où la cause purement gastrique doit faire recourir promptement à l'usage du vomitif; je crois même que dans le plus grand nombre ce moyen doit être mis en usage dès le premier moment. L'émétique agissant encore comme stimulant, reveillera la sensibilité, et souvent alors ce moyen seul sera suffisant; car déterminant un point d'irritation artificielle sur les premières voies, il pourra faire cesser celui qui agit sympatiquement sur le cerveau, réveiller l'action de ce viscère et relever le ton des solides. On sait (1) que ce moyen fut un de ceux dont le célèbre *Desault* faisait fréquemment usage, et qu'il le substitua quelquefois à celui du vésicatoire dans les affections soporeures, suite des commotions cérébrales; mais dans l'hémiplégie qui succédera à l'apoplexie, dans les paralysies qui auront été précedées de douleurs violentes à la tête, dans celles surtout qui auront lieu chez des sujets chez lesquels la fibre molle et lâche présage l'atonie et les épanchements séreux; dans celles enfin qui auront résisté à l'excitement du vomitif, je pense alors que le vésicatoire, appliqué immédiatement sur le cuir chevelu, doit offrir bien des avantages. Je ne rejette pas son application sur les membres; mais n'en obtiendrait-on pas plus d'effet, si au lieu d'en entretenir la suppuration, on en renouvelait plusieurs fois l'application? *Pouteau* observe que l'application d'un seul vésicatoire ne suffit point pour anéantir la cause du mal, le plus grand effet du remède se passe à la vérité dans les vingt-quatre heures de la première application; mais pour être certain d'avoir arraché jusqu'aux dernières racines de la maladie, il faut, dit-il, en faisant changer de place de temps à autre le vésicatoire, donner de nouvelles secousses aux parties affectées, et ce n'est qu'à la réunion de ces différentes commotions que le malade peut être redevable d'une guérison parfaite (2). La seule circonstance qui me paraît militer

---

(1) Journal de Chirurgie de *Desault*, tome IV, page 320.

(2) Observations pratiques sur l'avantage qu'on peut retirer de l'application du vésicatoire dans différentes maladies. Œuvres posthumes de *Pouteau*, tome III, page 368.

en faveur des suppurations prolongées du vésicatoire dans la paralysie, est celle où cette maladie serait la suite d'une répercussion à l'intérieur.

Enfin, si nous considérons de nouveau avec *Baglivi* l'action stimulante des vésicatoires, que de raisons pour les employer avec confiance dans une maladie où l'énergie vitale paraît s'éteindre tout-à-coup, où l'action des solides semble en un instant devenir nulle ou s'anéantir ?

Nous avons déja observé que dans la paralysie on trouve fréquemment des épanchements séreux dans quelque partie du cerveau, soit entre les membranes, soit à la base du crâne, ou dans les ventricules. Ces épanchements, ce me semble, doivent être en grande partie attribués à la perte d'absorbtion des membranes séreuses. Si nous lisons *Bichat*, ce fait ne paraît pas devoir être contesté. « Dans les plaies de tête,
« dit-il, il se fait fréquemment des épanchements sur l'arachnoïde,
« comme le prouvent l'opération du trépan et l'ouverture des cadavres.
« Or, sur un très-grand nombre de malades que *Desault* a eu à traiter,
« jamais il n'a pratiqué cette opération, et cependant la plupart ont
« très-bien guéri : donc, chez ceux de ces malades qui avaient des
« épanchements, (et il est impossible que, sur le nombre, plusieurs
« n'en aient eu) ces épanchements ont été absorbés, puisque le sang
« qui s'extravase et que les limphatiques ne reprennent pas, finit
« toujours par occasionner des accidents, l'inflammation, les dé-
« pôts (1). » L'expérience qu'il tenta encore, et dans laquelle l'injection qu'il avoit faite au moyen du trépan dans la cavité du crâne d'un chien, avoit presque totalement disparu après huit heures, ne doit plus laisser de doute. Or le vésicatoire appliqué sur la tête, jouissant localement de toute son action stimulante, ne doit-il pas rappeler les fonctions de l'arachnoïde, et faire disparaître ces épanchements, dont l'accroissement ou le séjour pourraient devenir plus

---

(1) Traité des Membranes, page 196 et suivantes.

funestes. Les succès du célèbre *Desault* dans les commotions du cerveau, et dont pendant plus de quatre ans j'ai été le témoin, ne sont-ils pas en faveur de cette doctrine ?

Enfin, en déterminant un point d'irritation artificielle, et dans un endroit voisin du cerveau, le vésicatoire me semble devoir offrir les mêmes ressources qu'il nous présente dans les douleurs pleurétiques, dans les maux de gorge gangreneux, etc., et sûrement il nous offrira les avantages d'une diversion heureuse dans ces paralysies qui, succédant à de violentes douleurs de tête, désignent un point d'irritation sur le cerveau dont les effets annoncent déjà les plus grands désordres. De l'exposé ci-dessus on peut déduire les conséquences suivantes :

I.º

Il y a quelqu'analogie entre les effets de la commotion du cerveau, l'apoplexie et la paralysie. Les symptômes communs de ces maladies, l'autopsie cadavérique, justifient ces rapprochements.

2.º

Ces motifs autorisent à penser que quelques parties de traitement peuvent être communes dans ces maladies.

3.º

Sous ce rapport, le vésicatoire appliqué sur toute la tête, est un des principaux moyens qui doit fixer l'attention du médecin.

E PRÆNOTIONIBUS COACIS HIPPOCRATIS EXCERPTÆ SENTENTIÆ.

De Apoplexiâ, Paralysi et Paraplegiâ.

I.

Sensus hebetudo, et ejus amissio si forte inciderint, futura denuntiant apoplectica.

I I.

Qui a traumate sunt impotentes corporis, exortâ quidem febre rigoris experte, servantur : non exortâ vero, fiunt apoplectici partim dextrà, partim sinistrà.

I I I.

Quæ apoplecticis veniunt hæmorroïdes, salutares : pestifera autem perfrictio atque stupor.

I V.

In apoplecticis a spiritûs angustiâ sudor proruptus, mortem subesse ostendit. Contrà iisdem febris exorta morbum exolvit.

V.

Apoplexia repente obrta, solubilis : adveniente lentâ febre, mortifera est.

9 782019 258184